BEI GRIN MACHT SICH IHR WISSEN BEZAHLT

- Wir veröffentlichen Ihre Hausarbeit, Bachelor- und Masterarbeit

- Ihr eigenes eBook und Buch - weltweit in allen wichtigen Shops

- Verdienen Sie an jedem Verkauf

Jetzt bei www.GRIN.com hochladen und kostenlos publizieren

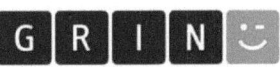

Bibliografische Information der Deutschen Nationalbibliothek:

Die Deutsche Bibliothek verzeichnet diese Publikation in der Deutschen National-
bibliografie; detaillierte bibliografische Daten sind im Internet über http://dnb.d-
nb.de/ abrufbar.

Impressum:

Copyright © 2016 GRIN Verlag, Open Publishing GmbH
Druck und Bindung: Books on Demand GmbH, Norderstedt Germany
ISBN: 9783668254596

Dieses Buch bei GRIN:

http://www.grin.com/de/e-book/335324/return-to-work-aus-der-perspektive-von-
schlaganfallpatienten

Domenic Sommer

Return-to-work aus der Perspektive von Schlaganfallpa-tienten

Vergleich von zwei ausgewählten Studien

GRIN Verlag

GRIN - Your knowledge has value

Der GRIN Verlag publiziert seit 1998 wissenschaftliche Arbeiten von Studenten, Hochschullehrern und anderen Akademikern als eBook und gedrucktes Buch. Die Verlagswebsite www.grin.com ist die ideale Plattform zur Veröffentlichung von Hausarbeiten, Abschlussarbeiten, wissenschaftlichen Aufsätzen, Dissertationen und Fachbüchern.

Besuchen Sie uns im Internet:

http://www.grin.com/

http://www.facebook.com/grincom

http://www.twitter.com/grin_com

Hausarbeit

„Return-to-work" aus der Perspektive
von Schlaganfallpatienten
– Vergleich von zwei ausgewählten Studien

Vorgelegt an der Fakultät Gesundheits- und Pflegewissenschaften
im Rahmen des Moduls GPW 230:
„Entwicklung, Analyse und Kritik empirischer Studien".

Kurzfassung (EMED)

Durch eine alternde Belegschaft und Erkrankungen stehen Arbeitgeber heute vor größeren Herausforderungen. Die Arbeitsfähigkeit von Arbeitnehmern zu erhalten gelingt nicht immer. Kranke Mitarbeiter verursachen durch ihren Ausfall Kosten und verschärfen den Personalmangel. Die Eingliederung von Mitarbeitern hat in Zukunft eine höhere Priorität und ist heute unverzichtbarer denn je. In der vorliegenden Arbeit wird auf die Arbeitsplatzrückkehr von Schlaganfallüberlebenden eingegangen. Die Forschungsfrage lautet: Wie wirkt sich ein Schlaganfall, aus der Sichtweise von Betroffenen, auf die Rückkehr in die Erwerbstätigkeit aus? Damit Verantwortliche individuelle Unterstützungsangebote entwickeln können, sollen die Erfahrungen und Perspektiven von Betroffenen erforscht werden. Das Ziel ist es, Themenfelder zu identifizieren, die für die Rückkehr an den Arbeitsplatz beachtet werden müssen. Mittels eines Vergleichs zweier Studien, wird die Forschungsfrage beantwortet und ein praktischer Nutzen geboten. Grundlage dafür bildet eine systematische Literaturrecherche. Die zwei am Ende der Recherche ausgewählten Studien von Vestling et. al und Gilworth et. al haben gemeinsam, dass sie qualitative Interviews als Methode einsetzen. Beide Studien untersuchen die persönliche Erfahrung von Schlaganfallpatienten bei der Rückkehr an den Arbeitsplatz. Herausgefunden werden konnte, dass Betroffene allgemein zu wenig unterstützt werden, sie mehr Information und vor allem klare Ratschläge benötigen. Auch sind Mitspracherechte sowie die Unterstützung durch das soziale Umfeld und den Arbeitgeber Betroffenen wichtig. Es stellt sich heraus, „return-to-work" ist ein individueller Prozess, bei dem Motivatoren und die persönliche Bedeutung von Arbeit eine entscheidende Rolle spielen. Für die Praxis empfiehlt es sich Maßnahmen zu ergreifen um Betroffene besser zu unterstützen und bspw. aufkommender Hilflosigkeit, Depression und Erschöpfung entgegenzuwirken. Konkret müssen von Arbeitgebern oder Rehabilitationsträgern entsprechende Angebote, Strategien und Programme entwickelt werden. Da sich auch gezeigt hat, dass für die Entwicklung einer evidenzbasierten Praxis noch zu wenig Wissen zur behandelten Thematik existiert, sollte unbedingt weitere Forschung hierzu erfolgen.

Schlüsselwörter:

Wiedereingliederung, Schlaganfall, Arbeitnehmer, Studienvergleich, qualitative Forschung

Keywords:

return to work, , stroke, employee, study comparison, qualitative research

Inhaltsverzeichnis

1 Einleitung

Der Demografiereport der EU zeigt einen Anstieg des Anteils älterer Menschen in der Europäischen Union (European Commission 2015, S. 8). In den Medien wird vom „demografischem Wandel" gesprochen. Deutschland ist im OECD-Vergleich besonders betroffen. So wird in Zeitungen von einer deutschen „Rentner-Republik" geschrieben (Uken 2014). Laut statistischem Bundesamt sind, bei moderater Vorausberechnung, 2050 schon 33% der Einwohner älter als 65 Jahre. Im Moment sind das ca. 20%. (Eisenmenger et al. 2006, S. 18) Der „demografische Wandel" ist aber kein typisch deutsches Problem. Auch in anderen Industriestaaten nimmt durch steigende Lebenserwartung und einen Rückgang der Geburtenrate der Altersdurchschnitt enorm zu. In den USA wird prognostiziert, dass 2050 das Durchschnittsalter bereits bei ca. 53 Jahren liegen soll (University of California 2003).

Eine Alterung der Bevölkerung hat Auswirkungen auf die Arbeitswelt und stellt Arbeitgeber vor neue Herausforderungen. Die Anzahl der Erwerbsfähigen wird abnehmen, damit das verfügbare Personal knapper und älter sein (Kistler und Hilpert 2001, S. 5). Hinzu kommt, dass mit zunehmendem Alter ein „deutlicher Anstieg der Gesundheitsprobleme" zu beobachten ist (Saß et al. 2009, S. 31). Sind Mitarbeiter länger krank bedeutet das volkswirtschaftliche Kosten. Derzeit liegt der Wertschöpfungsausfall durch Krankheit in Deutschland bei 225 Mrd. € (Booz & Company 2009). Folglich ist zu konstatieren, dass Personen wegen der Kostenvorteile bei einer erneuten Erwerbstätigkeit unterstützt werden sollten. Auch aufgrund des anstehenden Fachkräftemangels ist die Unterstützung des Arbeitgebers bei erneuter Erwerbstätigkeit, nach Krankheit, heute unverzichtbar. Ältere Arbeitnehmer haben häufig sehr schwere Erkrankungen (Saß et al. 2009, S. 31). Eine Erkrankung, die auch als Apoplex bezeichnet wird, ist der Schlaganfall. Schlaganfall ist weltweit die zweit häufigste Todesursache und eine Hauptursache von Behinderung." (Busch et al. 2013, S. 656) Diese schlagartige Durchblutungsstörung des Gehirns tritt nicht nur im Rentenalter auf, sondern auch immer mehr 20- bis 55-Jährige sind betroffen (Kissela et al. 2012, S. 1783; Busch et al. 2013, S. 656). Die Erkrankung ist ein Schicksalsschlag, denn Betroffene leiden danach meist unter Einschränkungen (Wilhelm und Lauer 2002, S. 80). Die Arbeitswelt hat sich in den letzten Jahren schon auf ältere und erkrankte Mitarbeiter eingestellt (Bieling 2013, S. 479). Das mag daran liegen, dass die Verantwortung des Arbeitgebers für die Erhaltung und Förderung der Gesundheit seiner Mitarbeiter heute als selbstverständlich gesehen wird (Ruthus 2014, S. 124). So fordern insbesondere ältere und kranke Arbeitnehmer einen nachhaltigen und verantwortungsvollen Umgang mit ihnen (Kistler und Hilpert 2001, S. 13). Dieser verantwortungsvolle Umgang mit erkrankten Mitarbeitern, kann mit der Unterstützung des Arbeitgebers, bei einer betrieblichen Wiedereingliederung erreicht werden.

Um Mitarbeiter, die Schlaganfälle überlebt haben, eine Eingliederung anzubieten, gibt es „return-to-work" Programme. Im Deutschen heißt das Pendant dazu „betriebliche Eingliederungsmanagement". Um eine Rückkehr an den Arbeitsplatz optimal zu gestalten, ist es notwendig, die Perspektive von Betroffenen zu kennen. In der vorliegenden Hausarbeit wurde sich auf die Eingliederung von Mitarbeitern mit Schlaganfall beschränkt. Dies liegt an der hohen Prävalenz und den schweren Auswirkungen der Erkrankung. Ziel ist es durch den Studienvergleich Erkenntnisse zu generieren, um die Eingliederung personenzentrierter ausrichten zu können. Die Arbeit soll für Pflegewissenschaftler und Personalmanager, die sich mit kranken Mitarbeitern beschäftigen, von Nutzen sein. Durch die Darlegung von Erfahrungen mit der Rückkehr in das Erwerbsleben, sollen Themenfelder identifiziert werden, auf die bei der Entwicklung eines „return-to-work" Programmes geachtet werden muss. Speziell die Situation von jüngeren Schlaganfallpatienten soll durch das Aufzeigen einer eventuell fehlenden Berücksichtigung von Bedürfnissen verbessert werden.

2 Methodik

Die Forschungsfrage lautet: Wie wirkt sich ein Schlaganfall, aus der Sichtweise von Betroffenen, auf die Rückkehr in die Erwerbstätigkeit aus? Diese Forschungsfrage soll anhand eines Studienvergleichs, zweier Studien, beantwortet werden. Für den Vergleich wurden geeignete Studien gesucht, die sich inhaltlich mit der Rückkehr an den Arbeitsplatz auseinandersetzen und auch unter methodischen Gesichtspunkten vergleichbar sind. Genutzt wurden für die Literatursuche die englischsprachigen Datenbanken EBSCO und PubMed. Zusätzlich suchte der Autor in der spezifischen Datenbank REHADAT. Die Suche fand am 13.04.2016 statt, eine Suchhistorie ist zur Dokumentation mit Anhang 1, S. 22 anhängig.

Die Suchstrategie soll anhand dem folgenden Flussdiagramm (Abb. 1) dargestellt werden.

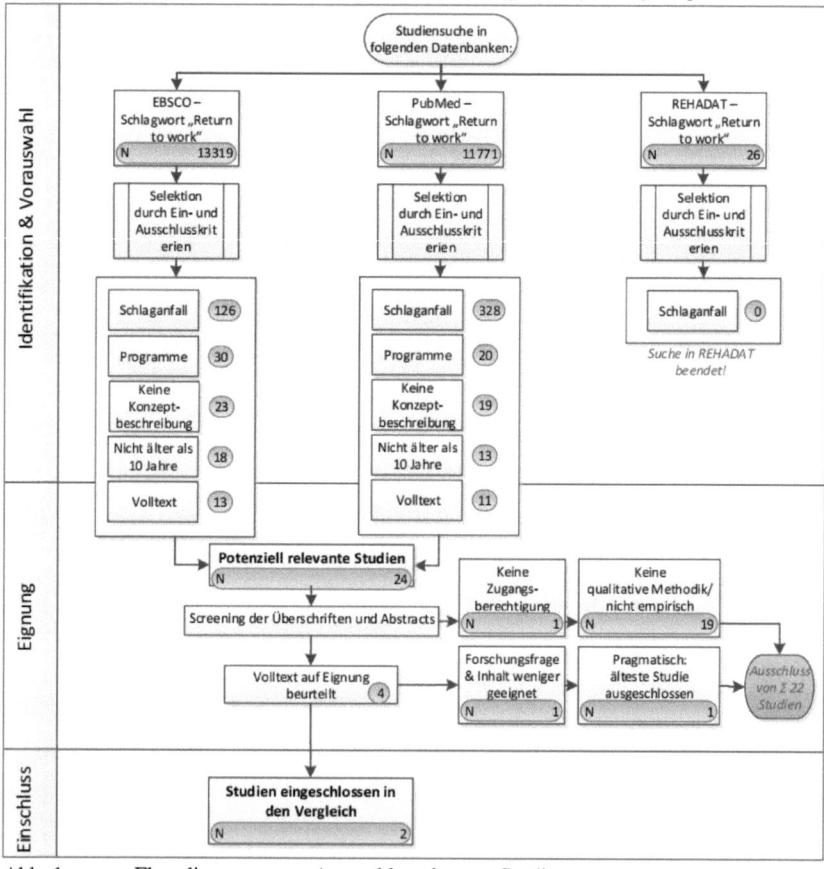

Abb. 1:   Flussdiagramm zur Auswahl geeigneter Studien

Das Diagramm verwendet die Kategorien des „PRISMA-Statements" (Moher et al. 2009). Anfangs wurden geeignete Datenbanken identifiziert. Hierfür war es notwendig sich mittels dem Datenbank-Infosystem (DBIS) einen Überblick über die Recherchemöglichkeiten zu verschaffen. Außerdem wurde eine Schlagwortsuche in den einschlägigen Datenbanken durchgeführt, um zu testen, wie viele Werke zu einem Thema veröffentlicht sind (Anhang 2, S.27). Wegen guter Benutzerfreundlichkeit und vielfältigen Eingrenzungsmöglichkeiten wurde sich für EBSCO und PubMed entschieden. Auch lieferten diese die meisten Treffer. Schlagworte für die Suche waren „return to Cork", „Atrope" und „Programm". Bei der verwendeten deutschsprachigen Datenbank REHADAT wurden neben englischen Suchbegriffen auch die deutschen Übersetzungen, betriebliches Eingliederungsmanagement, BEM und Schlaganfall oder Insult gebraucht. Auf die Synonymisierung von Wörtern wurde verzichtet, da sich aufgrund der Schlagwortnormdateien die genannten Schlagwörter als ideal herausstellten. Gesucht wurde sowohl in der Verschlagwortung als auch im Titel.

Nachdem passende Suchorte identifiziert wurden, fand eine Vorauswahl statt. Der Autor formulierte Ein- und Ausschlusskriterien, um die Suche genauer zu gestalten. Für die weitere Vorgehensweise wurden Verknüpfungen genutzt. Die Studien sollen sich auf Schlaganfälle und ein systematisches „return-to-work" Programm beziehen. Bei der deutschsprachigen Möglichkeit REHADAT wurde schnell ersichtlich, dass es dort keine Studien im Zusammenhang mit Schlaganfall gibt. REHADAT konnte daher nicht weiter verwendet werden. Bei EBSCO und PubMED schloss der Autor Konzepte und Beschreibungen von neuen Eingliederungsansätzen aus. Weiterhin wurde auf Studien, die älter als zehn Jahre sind verzichtet, da sich die Evidenz kontinuierlich verändert (Greenhalgh 2015, S. 39). Aus Gründen der Praktikabilität wurden die Suchergebnisse weiter nach der Verfügbarkeit von Volltexten gefiltert. Nach diesen Maßnahmen standen dem Autor 24 potenziell relevante Studien zur Verfügung. Beim anschließenden Screening der Überschriften und Abstracts wurde ersichtlich, dass eine Studie wegen fehlender Zugriffberechtigung ausgeschlossen werden musste. Dopplungen in den Ergebnissen wurden geprüft, waren jedoch nicht vorhanden. Von den potenziell relevanten Studien wiesen außerdem 19 Arbeiten keine qualitative und empirische Methodik auf. Die vier übrig gebliebenen Volltexte wurden nach gängiger Praxis hinsichtlich der Eignung für einen Vergleich beurteilt (Ziegler et al. 2011). Besonderes Augenmerk wurde auf die Beschreibung der Methodik gelegt. Eine Studie konnte wegen zu weiter Fragestellung ausgeschlossen werden (Culler et al. 2011). Hier, bei Culler, wurde neben der Betroffenenperspektive auf die Arbeitgeber und Therapeuten eingegangen. Von den restlichen drei Studien, die sich alle für den Vergleich geeignet hätten, wurde die älteste Studie ausgeschlossen (Alaszewski et al. 2007). Die zwei übrigen Studien werden mit einem qualitativen Bewertungsinstrument verglichen (Brandenburg et al. 2007).

3 Textzusammenfassungen

In diesem Kapitel werden die ausgewählten Studien vorgestellt, denn um vergleichen zu können, muss der Leser über den Studieninhalt informiert sein (Du Prel et al. 2009, S. 100).

3.1 Studie A (Vestling et al. 2013)

Der Titel lautet „Thoughts and experiences from returning to work after stroke". Veröffentlicht wurde die Studie 2013 von Vestling et al. in dem Journal „Work", welches den Artikel in einem Zeitraum von über 4 Monaten mittels einem Peer-Review begutachtet hat. Durchführungsland war Schweden. Die Studie setzt sich mit Erfahrungen von Schlaganfallpatienten mit der Rückkehr an den Arbeitsplatz auseinander. Arbeit hat für viele eine wichtige Bedeutung und die Gesellschaft erwartet eine schnelle Rückkehr an den Arbeitsplatz. Mittlerweile weiß die Wissenschaftsgemeinde über die Faktoren eines erfolgreichen return-to-work Prozesses bescheid. Wie die Autoren der vorliegenden Studie an einem systematischem Review in der Einleitung darlegen, sind Wohlwollen des Arbeitgebers und Vertrauen entscheidend. Return-to-work ist insgesamt ein komplexer Prozess, in dem viele Parteien mit einbezogen sind. In der Vergangenheit wurden Arbeitgeber oder Ärzte befragt, wenig Wissen existiert jedoch bezüglich der Gefühle und Gedanken von Betroffenen. Ziel der Studie war es, das Verständnis für Mitarbeiter mit Schlaganfall zu verbessern. Die Autoren der Studie wollten die Gedanken und Erfahrungen von Mitarbeitern im Bezug zu ihrer Rückkehr an den Arbeitsplatz erforschen. Mittels der Methode teilstrukturierter Interviews wurde das Forschungsfeld untersucht. Die Interviews orientierten sich an einem thematischen Gesprächsleitfaden und dauerten zwischen 45 und 90 Minuten. Die Grundgesamtheit setzte sich aus 12 Menschen zusammen, die einen Schlaganfall erlitten, im Bezirk von Scania wohnten und an den Arbeitsplatz zurückkehren konnten. Der Altersdurchschnitt lag bei 53 Jahren. Die Behinderungen und Professionen der Beteiligten waren gemischt. Nachdem alle Interviews anschließend transkribiert wurden, erfolgte eine Inhaltsanalyse, bei der durch eine Matrix Themen identifiziert werden konnten. Wichtige Inhalte wurden hervorgehoben, beschrieben, interpretiert und Möglichkeiten für Generalisierungen aufgezeigt. Kernergebnis der Studie ist, dass Streben nach optimaler Leistungsfähigkeit in der Arbeit zu sehr unterschiedlichen Gefühlen führt. Neben Frustration tritt hauptsächlich auch das Bedürfnis nach Anerkennung in den Vordergrund. Die Ergebnisse wurden diskutiert und in Kategorien geordnet. Die Bedeutung von Arbeit ist ein entscheidender Motivator. Geschlussfolgert wird, dass Mitarbeiter mehr zur aktiven Partizipation an ihrer Wiedereingliederung ermutigt werden sollen. Die Autoren schlagen dafür einen persönlichen Mentor vor.

3.2 Studie B (Gilworth et al. 2009)

In der Studie B geht es ebenfalls um die persönlichen Erfahrungen von Schlaganfallpatienten bei ihrer Rückkehr an den Arbeitsplatz. Die explorative Studie wurde auch mittels Peer-Review-Verfahren geprüft und im Journal „Work" veröffentlicht. Die Arbeit erschien bereits im Jahr 2009. Durchführungsland der Studie von Gilworth et al. ist Großbritannien. In der Einleitung der vorliegenden Studie wird unter anderem erwähnt, Arbeit hat die Funktion Menschen zufriedenzustellen und das Leben sinnhafter zu gestalten. Wenn Menschen an einem Schlaganfall erkranken hat das schwerwiegende Auswirkungen, wie Depressionen und niedrigere Lebensqualität. Erfolgreich eingegliederte Mitarbeiter, zeigen laut aktuellem Forschungsstand ein höheres Wohlbefinden und eine höhere Zufriedenheit. Folglich sollten Menschen bei diesem Prozess der Wiedereingliederung unterstützt werden. Da die Datenlage limitiert ist, braucht es von den Betroffenen selbst weitere Informationen. Es ist unklar, wie die Auswirkungen eines Schlaganfalls genau auf die Betroffenen wirken und wie Individuen mit Herausforderungen beim return-to-work Prozess umgehen. Um der dünnen Wissenslage zu begegnen, untersuchte Gilworth et al. die Erwartungen und Erfahrungen von Schlaganfallüberlebenden im Bezug zur Rückkehr an den Arbeitsplatz. Ziel war es einen besseren Einblick in die Perspektive von Betroffenen zu bekommen. Die dafür eingesetzten Interviews waren teilstrukturiert und fanden mit 13 Patienten im Alter von 24 bis 64 Jahren statt. Eine Themenliste wurde als Leitfaden verwendet. Einschlusskriterien für die Interviewteilnahme waren, dass die Betroffenen zum Zeitpunkt des Schlaganfalls in Erwerbstätigkeit standen. Die Rekrutierung der Teilnehmer erfolgte durch eine Klinik und einen Fragebogen. Die Gespräche fanden zwischen drei Monaten und sechs Jahren nach dem Schlaganfall statt und dauerten 45 bis 90 Minuten. Sowohl Menschen, die an ihren Arbeitsplatz zurückkehren konnten, als auch dauerhaft arbeitsunfähige Personen, wurden in das Sample aufgenommen. Anschließend, nach der Transkription, fand eine Datenanalyse statt. Die herausgearbeiteten Themen wurden mit den anderen Autoren diskutiert. Weitere Sub-Themen konnten identifiziert werden. Besonders eingegangen wird in der Ergebnisdarstellung auf den Umgang mit Einschränkungen, die Erfahrung mit der Arbeitsplatzrückkehr, den Wechsel der Arbeitsstelle und vor allem auch auf die emotionalen Auswirkungen. Auch Barrieren werden erläutert. Kernergebnis ist, dass Schlaganfallüberlebende bei Ihrer Rückkehr in die Erwerbsfähigkeit wenig unterstützt werden. Die Autoren fanden heraus, dass die Bereitstellung von Informationen und Unterstützungssystemen eine erhebliche Rolle einnehmen. Auch Lebensveränderungen haben eine entscheidende Bedeutung beim Umgang mit Auswirkungen eines Schlaganfalls. Betroffene brauchen klare Leitlinien, da sie sich sonst verunsichert fühlen. Programme sollten geschaffen werden, die Betroffene informieren, beratschlagen, emotional unterstützen und alternative Möglichkeiten für die Zukunft aufzeigen.

4 Textbewertung und Studienvergleich

Nachfolgend sollen die Studien bewertet und verglichen werden. In der Theorie gibt es viele verschiedene Bewertungsinstrumente und die Wissenschaftsgemeinde ist noch am Diskutieren, welche Qualitätskriterien wissenschaftliche Studien einhalten sollten (Haas-Unmüßig und Schmidt 2010, S. 109). Einige Autoren schlagen vor, nach den Gütekriterien, Glaubwürdigkeit sowie Anwendbarkeit zu prüfen (Behrens und Langer 2010). Es gibt nicht das eine richtige Bewertungsinstrument für die vorliegenden qualitativen Forschungsarbeiten. Zur Studienbewertung soll auf das Instrument von Brandenburg et. al. von 2007 zurückgegriffen werden. (Anhang 4, S. 30) Dieses Instrument, diese Checkliste, wurde ausgewählt, weil dadurch eine einfache Bewertung möglich ist. Bei geringen Kenntnissen in der kritischen Studienbewertung, ist es anwendbar und empfohlen (Brandenburg et al. 2013, S. 209). Hier werden allgemein Kriterien aufgestellt, die nacheinander geprüft werden können.

Ergänzt werden soll das im Folgenden verwendete Instrument um die Qualität des Journals. Dies ist dem geschuldet, das der Autor anfangs das „ENTREQ-Statement" für ein geeignetes Vorgehen hielt. In „ENTREQ" wird unter anderem großer Wert auf die Datenquellen gelegt. Auch der Bekanntheitsgrad und Index der Zeitschrift sind entscheidend. (Tong et al. 2012, S. 4) Dieser zu bewertende Aspekt kann für die zu vergleichenden Studien zusammengefasst werden. Beide Studien verwenden Primärdaten und sind im gleichen Journal veröffentlicht worden. Deren Fachzeitschrift „Work" ist interdisziplinär, international und veröffentlicht nur Artikel, deren Qualität in einem Peer-Review-Verfahren sichergestellt wurde. Das Fachjournal selbst, beschäftigt sich mit dem gesamten Spektrum von Arbeit und beruflicher Rehabilitation. Ziel dieses Journals ist es, die Prävention von Erkrankungen durch wissenschaftliche Erkenntnisse zu unterstützen. Auch im Fokus stehen der Entwurf von klientenzentrierten Interventionen und Assessments sowie das Aufzeigen von Best Practices im Arbeitsbereich. Ein wichtiges Thema sind hierbei die Herausforderungen einer alternden Belegschaft. (Cheers 2013, S. 1) Die Anforderungen an die Manuskripte sind einheitlich und auf der Seite des niederländischen Verlages (IOS Press) einsehbar. Bspw. dürfen nur Arbeiten in einem bestimmten Format eingereicht werden. Beide Studien orientieren sich in ihrer Gliederung daher am EMED-Format. Für die Qualitätssicherung wird ein doppelblindes Peer-Review-Verfahren eingesetzt. Ein Großteil der Mitarbeiter am Peer-Review-Verfahren, sowie Editoren kommen aus den USA und hat mindestens eine Dissertation. Sowohl der Gutachter als auch Begutachtende sind anonym. Man kann also annehmen, dass auch die Studien ein hohes qualitatives Level erreichen. Der Hirsch-Index des Journals liegt derzeit bei 31. Da die Fachzeitschrift häufig zitiert wird, ist anzunehmen, dass diese sowohl der Medizin als auch Gesundheitswissenschaft bekannt ist. (SCImago 2007)

4.1 Studie A (Vestling et al. 2013)

Das Ziel der Studie war es, das Verständnis für Schlaganfallpatienten zu erhöhen. Es sollten die Gedanken und Erfahrungen von Schlaganfallpatienten, im Zusammenhang mit der Rückkehr an den Arbeitsplatz, verdeutlicht werden. Die Forschungsfrage ist jedoch in der vorliegenden Studie nicht klar als Fragestellung formuliert, sondern lediglich in der Einleitung umschrieben. Brandenburg et al. erwähnt als nächsten Bewertungsaspekt die Ein- und Ausschlusskriterien, auf die nun eingegangen werden soll. Der Begriff Arbeit wird in der Studie als die bezahlte Produktion von Gütern und Dienstleistungen verstanden. Einschlusskriterium war somit, dass die Studienteilnehmer vor ihrem Schlaganfall einer bezahlten Beschäftigung nachgegangen sind. Die Betroffenen mussten weiterhin einen ersten Schlaganfall haben, in der schwedischen Region Scania leben und an den Arbeitsplatz zurückkehren. Sie durften auch noch nicht Rentner sein, waren also jünger als 65 Jahre. Die Rekrutierung der Personen fand durch das Institut für Rehabilitation einer Universitätsklinik statt, welches mögliche Teilnehmer anschrieb. Die Größe der Stichprobe und die Zusammensetzung wurden strategisch gewählt, um möglichst vielfältige Daten zu erhalten. Aufgrund früherer Studien der Autoren konnten bei der Stichprobenwahl Erkenntnisse aus der ersten Studie widerspiegelt werden. So variierten bewusst die Arbeitsfähigkeit der Teilnehmer, das Alter, der Beruf und die Zeit, die für eine Rückkehr an den Arbeitsplatz gebraucht wurde. Die Stichprobe ist im Methodenkapitel neben einer tabellarischen Übersicht sehr deutlich beschrieben. Es konnten 13 Personen aufgrund der Kriterien identifiziert werden. Eine Person antwortete nicht auf das Anschreiben und wurde ausgeschlossen. Die Größe der Stichprobe ist vor allem durch die Auswahl einer eher kleinen Region beschränkt. Die Studie liefert aber dennoch aussagekräftige Ergebnisse. Gut ist, dass die Zusammensetzung des Samples gemeinsam mit Rehatherapeuten und Sozialarbeitern der Schlaganfallstation gewählt wurde. Als Methodik wurden Interviews eingesetzt. Der Leitfaden dafür wurde gemeinsam mit Experten der Uniklinik erarbeitet. Er fokussierte sich auf Einschränkungen und Behinderungen nach dem Schlaganfall, auf die wahrgenommene Bedeutung von Arbeit, der Unterstützung und den Barrieren bei der Rückkehr an den Arbeitsplatz. Die angesprochenen Themen orientieren sich an früheren Forschungsergebnissen. So begannen die Interviews mit der Bitte, dass die Betroffenen von ihrer Erkrankung, dem Schlaganfall, erzählen sollten. Im Verlauf wurde dann die Rückkehr an den Arbeitsplatz als Schwerpunkt weiter untersucht. Das Instrument ist unzureichend dargestellt. Der Leser weiß nicht, welche Themen noch genau behandelt wurden, er hätte sich eine Übersicht über den Interviewleitfaden gewünscht. Die Methodik, leitfadengestützte Interviews zu führen ist aber adäquat. Da es sich um ein qualitatives Forschungsprojekt handelt, muss auch eine entsprechende Methode gewählt werden. Vorstellbar wären hier vor allem auch narrative Interviews gewesen, aber da der Autor bereits eine Vorstudie und klare Ziele verfolgt, hätte es keine bessere Möglichkeit zur Beantwortung der Forschungsfrage gegeben. Die Methodik ist ausreichend beschreiben. Die Autoren stellen die Datensammlung und Analyse in eigenen Kapiteln vor. Die Interviews starteten schon in der Phase der Rehabilitation, manchmal aber auch erst, nachdem die Betroffenen an den Arbeitsplatz zurückgekehrt sind. Diese Uneinheitlichkeit ist ein Schwachpunkt. Auf gleiche Rahmenbedingungen während der Gespräche wurde jedoch geachtet. Auch wurde die Offenheit der Forschung, durch die Möglichkeit Anmerkungen zu geben, gewährleistet. Zufallsbefunde wurden so ermöglicht. Eine Quelle, nach welcher Empfehlung die Interviews dann anschließend transkribiert wurden, ist nicht angegeben. Die Datenanalyse dagegen fand nach Graneheim und Lundman statt. Wie empfohlen, wurde eine Matrix benutzt, um wichtige Themen zu identifizieren. Neben Hauptkategorien gab es immer Subkategorien, die der Autor in einer Tabelle übersichtlich darstellt. Die Codierung wurde durch drei externe Personen unterstützt. Dies gewährleistet eine hohe Qualität, da die unterschiedlichen Verständnisse berücksichtigt und diskutiert werden. Die Qualität des Messinstrumentes selbst, kann nur begrenzt bewertet werden, da das Instrument selbst nicht angehängt ist. Es ist aber davon auszugehen, vor allem durch die Diskussion mit Experten, dass das Instrument gut überlegt und hochwertig ist. Auch Aspekte der Forschungsethik wurden berücksichtigt. Das Ethikkomitee der Universität von Lund genehmigte das Forschungsprojekt. Insgesamt lässt sich sagen, dass in der vorliegenden Studie passende Analysemethoden eingesetzt wurden. Brandenburg et al. erwähnt als nächsten Prüfungspunkt die Genauigkeit der Informationen zur Stichprobe. Wie bereits erwähnt gibt es eine Tabelle zur genauen Darstellung. Das Durchschnittsalter der Interviewten lag bei 52,5 Jahren. Kritikpunkt ist hier, dass nur Personen, die zwischen 43 bis 61 Jahren alt waren, interviewt wurden. Die darauffolgende Ergebnisdarstellung ist in die Kategorien der Datenanalyse unterteilt. Das Streben nach optimaler Leistungsfähigkeit am Arbeitsplatz führt zu unterschiedlichen Gefühlen von Frustration und Verständnis. Beschrieben werden Gefühle von Schwierigkeiten und Unsicherheit aber auch hohe Willenskraft und Fähigkeiten entstandene Probleme zu lösen. Erschöpfung und Kontrollverlust sind eine Hauptquelle für Frustration. Manche Betroffene sind depressiv, die erfolgreiche Rückkehr an den Arbeitsplatz wirkt dem entgegen. Daher sind verschiedene Stategien zur Rückkehr an den Arbeitsplatz notwendig. Persönliche und gesellschaftliche Hilfe, sowie die eigene Willenskraft und Bemühungen sind entscheidend. Weiterhin stellte sich heraus, die Bedeutung von Arbeit ist unterschiedlich und trägt entscheidend zur Motivation der Betroffenen bei. Hauptsächlich wurden soziale und intrinsische Motivatoren genannt, weniger finanzielle. Eine Methoden- und Ergebnissdiskussion schließt sich unter Berücksichtigung des aktuellen Forschungsstandes an. Eingeschränkt werden können die Ergebnisse, dadurch, dass diese nur für Schlaganfallpatienten aussagekräftig sind. Die Ergebnisse wurden aufgrund des bisherigen Forschungsstandes bewertet und nach Glaubwürdigkeit untersucht. Auch verglichen die Autoren die Ergebnisse mit der vorherigen Studie und stellen Gegensätze klar da. In der Vorstudie ist Geld ein entscheidender Faktor bei der Rückkehr an den Arbeitsplatz, während dies bei den Interviews weniger der Fall ist. In der Methodendiskussion sind die Autoren weiterhin kritisch darauf eingegangen, dass die Ergebnisse zwar mit Experten diskutiert, jedoch gerade dies und die Vorstudie zu einer Verzerrung geführt haben. Die Autoren nennen nachvollziehbare Schlussfolgerungen und Empfehlungen. So ist es wichtig, Betroffenen einen Mentor zuzuweisen, um diese zu ermutigen, und besser in ihre individuelle Eingliederung einzubeziehen. Die Ergebnisse sind praxisrelevant und auf die Personalarbeit übertragbar. Es sind viele Literaturquellen hinterlegt.

4.2 Studie B (Gilworth et al. 2009)

Ziel der Studie von Gilworth et al. war es, die Erwartungen und Erfahrungen von Schlaganfallüberlebenden im Bezug zur Rückkehr an den Arbeitsplatz, zu erforschen. Es sollten mehr Informationen, über die Auswirkungen von Schlaganfällen auf Erwerbstätige, gesammelt werden. Ähnlich wie in Studie A ist das Vorgehen explorativ. Im Ziel der Arbeit wird verdeutlicht, weshalb die fehlende, klar formuliere, Forschungsfrage kein Problem darstellt. In der Einleitung gehen die Autoren ausführlich auf den aktuellen Stand der Forschung ein. Eine Vorstudie, seitens der Autoren, wurde jedoch nicht durchgeführt. Besonderheit in der vorliegenden Studie ist, dass auch Personen, die nicht an den Arbeitsplatz zurückkehren konnten, einbezogen wurden. In dem anschließenden Methodenteil sind Ein- und Ausschlusskriterien erläutert. Die Studienteilnehmer mussten zum Zeitpunkt des Schlaganfalls erwerbstätig sein. Arbeit wurde als bezahlte Tätigkeit in Voll- und Teilzeit definiert. Alle Studienteilnehmer kamen aus einer Hauptstadt im Norden Englands. Die Rekrutierung fand zum einen durch eine neurologische Klinik statt, wo Patienten eine Operation für Subarachnoidalblutung (SAH) hatten. Zum anderen konnten in der selben Klinik Studienteilnehmer durch einen Entlassungsfragebogen mit Rücksendeschein gewonnen werden. Schließlich wurden 13 Teilnehmer aufgenommen. Die Größe und Zusammensetzung der Stichprobe wurde durch ein Raster gesteuert. Dadurch konnte eine gute Verteilung bei Alter, Geschlecht und bei Rückkehr an den Arbeitsplatz oder nicht möglicher Rückkehr, gewährleistet werden. Dadurch wird eine breite Datenbasis erreicht. Es wurde auch auf eine gemischte gesellschaftliche und ökonomische Stellung der Teilnehmer geachtet. Die Stichprobe wird in Studie B ausreichend beschrieben. Die Grundgesamtheit setzte sich aus Schlaganfallüberlebenden zusammen, die in verschiedenen Stufen ihrer Genesung waren. Das Alter der Interviewteilnehmer reicht von 24 bis 64 Jahren. Eine genaue Darstellung der Stichprobe wird durch eine Tabelle gewährleistet. Als Schwäche fällt hierbei auf, dass Teilnehmer im Alter von 18 bis 50 Jahren, denen eine Rückkehr an den Arbeitsplatz keineswegs möglich war, nicht rekrutiert werden konnten. Die Stichprobe hat folglich im Bezug auf die „Nicht-Rückkehrer" in der Aussagekraft Defizite. Das Ziel der Forschungsarbeit wird dennoch erreicht. Insgesamt ist die Stichprobe geeignet, aber ein Plus an Studienteilnehmern ist immer wünschenswert. Für die Methodik wurden in der vorliegenden Arbeit teilstrukturierte Tiefeninterviews eingesetzt. Die Interviews fanden im Setting eins zu eins statt, und wurden zwischen drei Monaten und acht Jahren nach einem Schlaganfall geführt. Dieser lange Zeitraum zwischen Erkrankung, Rückkehr an den Arbeitsplatz und Interviewteilnahme ist zu kritisieren. Für die Interviews wurde eine, im Methodenteil dargestellte Themenliste als Leitfaden genutzt. Inhalte waren, die Erfahrungen mit Arbeit, die Überzeugungen zu Gesundheit und Krankheit, die Erfahrungen und Barrieren bei der Rückkehr an den Arbeitsplatz und so weiter. Die Interviews selbst dauerten von 45 bis 90 Minuten. Die Methodik ist adäquat zum Erreichen des Forschungsziels. Es hätte auch keine bessere Alternative gegeben. Die Idee einer Themenliste ist gut, Kritik gibt es bei der Methodik wenig, da auch das Instrument ausführlich dargestellt wird. Brandenburg et al. stellt als Nächstes die Frage, ob das Messinstrument von ausreichender Qualität ist. Grundsätzlich würde der Autor das mit ja beantworten. Die Teilnehmer wurden auch zum offenen und freien Sprechen, über ihre Meinungen und Erfahrungen, ermutigt. Die Offenheit der Forschung wurde gewährleistet und die Themenliste konnte sich so kontinuierlich weiterentwickeln. Neue Themen, die die Interviewten einbrachten, wurden unter den Autoren diskutiert. Ethische Gesichtspunkte berücksichtigte das Autorenteam durch das Hinzuziehen des lokalen forschungsethischen Komitees. Eine genaue Einschätzung der ethischen Risiken und Auswirkungen auf die Betroffenen fehlt jedoch. Anschließend soll näher auf die Datenanalyse eingegangen werden. Die Datenanalyse ist in einem eigenen Subkapitel beschrieben. Problematisch ist hier vor allem, dass die Transkription wenig beschreiben ist. Es gibt nur einen Hinweis auf wortwörtliche Verschriftlichung. Weiterhin ist unklar, nach welchen Regeln die Autoren transkribierten. Die Analyse und Codierung starteten, sobald wie möglich. Die Analyse erfolgte durch mehrfaches Lesen der Transkripte und anschließende Kategorienbildung. Der erstellte Codebaum und die Kategorien wurden diskutiert und innerhalb der Transkripte verglichen. Die passende Analysemethode wurde eingesetzt und mithilfe der Software NVivo vollendet. Es entstanden acht Hauptkategorien. Die Themen waren sehr breit gefächert, was dazu führt, dass der Leser schnell den roten Faden verliert. Die Themen reichten von Beschreibungen des Schlaganfalls, den Symptomen und den Behandlungserfahrungen, bis zu Einschränkungen und Auswirkungen auf die Arbeit, das Sozialleben und die Familie. Die Kategorien wurden auf S. 98 der Studie gut dargestellt. Der Fokus der Ergebnisdarstellung liegt aber auf den Daten, die im Zusammenhang mit Arbeit stehen. Der Ergebnisteil gliedert sich in vier Unterthemen. Die Autoren stellen fest, dass sich Barrieren und Symptome auf Pläne zur Rückkehr an den Arbeitsplatz auswirken. Besonders belastend fanden Betroffene Konzentrationsverluste und kognitive Einschränkungen, wie häufiges Vergessen. Dies hielt Betroffene von Umschulungen ab. Auch sozioökonomische Barrieren und Ängste existieren. Bezüglich der Erfahrung bei der Rückkehr an den Arbeitsplatz fehlen klare Richtlinien, was zu Verunsicherung und Vertrauensverlust bezüglich sich selbst und der Arbeit führt. Die Unterstützung ist allgemein beschränkt. Für die meisten Teilnehmer stellte sich jedoch heraus, dass kleinere Anpassungsmaßnahmen und Unterstützung durch den Arbeitgeber wichtig sind. Auch die Persönlichkeit und die Einstellung zum Wechsel des Arbeitsplatzes sind entscheidend. Gültig sind die Ergebnisse auch für Menschen, die nicht an den Arbeitsplatz zurückkehren konnten. Diese sind kämpferische Rationalisten. Alle Interviewten forderten mehr Informationen, weshalb eine bessere Informationsbereitstellung empfohlen wird. Nach der Diskussion sind praxisrelevante und nachvollziehbare Empfehlungen abgeleitet. Eingeschränkt wird Studie B durch die unvollständige Stichprobenmatrix.

4.3 Vergleich

Beide Studien haben fast die gleichen Ziele und Methodiken. Sie sind der Personalarbeit von Nutzen. Besonders gelingt in Studie B die Methodendarstellung. Die exakte Beschreibung der Stichprobe und Interviewthemen ist vorteilhaft. In Studie A ist dies weniger gelungen, aber auch hier wird die Quelle, nach der untersucht wurde, genannt. In Studie A wurde anscheinend keine Software zu Analyse genutzt, während in Studie B das bewährte NVivo genutzt wurde. Ein weiterer Vorteil von Studie B ist, dass die Stichprobe vielfältiger ist. Bspw. konnten auch jüngere Schlaganfallpatienten interviewt werden. Die Studie B punktet auch in der Ergebnisdarstellung, diese ist umfangreicher und besser unterteilt. Vor allem räumt Studie B den Barrieren und Erfahrungen einen ausreichenden Platz ein. Bezüglich der Methodik ist der lange Zeitraum zwischen Schlaganfall und Interviews kritisch zu sehen. Generell könnte dies zu Verzerrungen führen, doch muss bedacht werden, dass manche Mitarbeiter nach einem Schlaganfall sehr lange für eine Arbeitsplatzrückkehr brauchen. Die individuelle und unterschiedlich schnelle Rehabilitation wird somit in Studie B besser berücksichtigt. Vorteilhaft in Studie B die gute Darstellung der identifizierten Themen und des Interviewinstruments. Auch weißt Studie B einen Schreibstil mit Ankerbeispielen auf. Die Diskussion ist bei beiden Studien hochwertig. Die zwei Studien diskutieren die Methodik und Ergebnisse in ähnlicher Weise. Neben Bezug zum Forschungsstand werden auch Diskussionen zwischen den Autoren erwähnt. Bei beiden Studien werden Empfehlungen ausgesprochen. Auf die Unterschiede in den Ergebnissen wird anschließend eingegangen.

5 Diskussion

Nachfolgend soll die Forschungsfrage, anhand des Studienvergleichs beantwortet werden. Die Frage lautete: Wie wirkt sich ein Schlaganfall, aus der Sichtweise von Betroffenen, auf die Rückkehr in die Erwerbstätigkeit aus? Die Diskussion soll den Inhalt in Kurzform zusammenfassen und hinterfragen (Winter 2014, S. 56). Inhaltlich ist bei beiden Studien festzustellen, dass ein Schlaganfall gemischte Gedanken und Gefühle auslöst. So sind die Auswirkungen individuell und neben der Persönlichkeit auch vom Umfeld abhängig. Barrieren, Erfahrungen und die Bedeutung von Arbeit wirken sich außerdem auf die Motivation zur Arbeitsplatzrückkehr aus. Viele Betroffene sind zuversichtlich, ihnen fehlen jedoch klare Anweisungen und passende Unterstützungen. Für die Eingegliederten waren oft nur kleine Anpassungen notwendig. Die Ergebnisse können nur begrenzt verglichen werden, weil unterschiedliche Länder, das Alter, sowie die differierende Interviewdauer beeinflusst haben. Beim „return to work" ist es sinnvoll, die Lebensläufe der Befragten zu betrachten (Gilworth et al. 2009, S. 101). Je nach kulturellem Hintergrund existieren Unterschiede. Es zeigten sich dennoch Gemeinsamkeiten bei der Rückkehr an den Arbeitsplatz. Beide Studien belegen, dass mehr Informationen und Ratschläge gewünscht werden. In allen Studien wird festgestellt, dass Unterstützung durch den Arbeitgeber und Einbezug in Entscheidungen eine wichtige Rolle einnehmen. Stärke von Studie A ist es, eine Vielzahl von Ergebnissen übersichtlich darzustellen. Die Studie B von Gilworth et. al bietet dagegen wenige Erkenntnisse. Vorteil ist, dass dort auch auf Menschen, die nicht an den Arbeitsplatz zurückkehrten, eingegangen wird. Diese nahmen oft Frühverrentung in Anspruch. Eine gewisse Akzeptanz für die neue Situation existiert aber bei allen, auf der anderen Seite zeigte sich bei Frührentnern dagegen Verärgerung darüber, dass nicht alle Arbeitsalternativen genutzt wurden.

Methodisch fällt auf, dass die Datengrundlage limitiert ist. Die verglichenen Studien und die Hausarbeit gehen nur auf Erwerbstätige ein, die einen Schlaganfall erlitten. Beide Studien haben eine geringe Stichprobenzahl und beziehen sich auf Regionen. Die Ergebnisse sind schwer generalisierbar. Personen, die schon früher aus dem Erwerbsleben ausgeschieden sind, wurden nicht berücksichtigt. Auch kommen Menschen, denen es nicht möglich war, an den Arbeitsplatz zurückzukehren, zu kurz. Nur in Studie B wird überhaupt auf Menschen, die nicht zurückkehren, eingegangen. Schwäche ist bei Studie B aber, dass hier, bei den Menschen, die nicht in die Arbeit zurückkehren, Personen unter 50 Jahren nicht rekrutiert werden konnten. Es kann auch von einem Selektionsbias ausgegangen werden, da die Rekrutierung sehr gezielt erfolgte. Die Ergebnisse, die Interviewvorgehen, sowie die Auswertungen werden ausführlich in den Studien diskutiert. Darauf möchte der Autor jetzt aber eher weniger eingehen, sondern lieber bei der eigenen Methodik Limitationen aufzeigen.

Bezüglich des Studienvergleichs ist zu erwähnen, dass die Literaturrecherche eingeschränkt ist. Es wurde sich auf bestimmte Datenbanken beschränkt, was methodisch begründet ist. Dennoch muss erläutert werden, dass die Datenbanken verbesserungswürdig sind. Beispielsweise könnten bessere und feinere Filteroptionen bezüglich des Publikationszeitraums und der Studienherkunft geschaffen werden. Weiterhin herrscht ein ständiger Wissenszuwachs. Die Recherche und die diskutierten Ergebnisse sind nur für April 2016 gültig. Es sind aktuell ohnehin keine neueren Studien verfügbar, jedoch ist vorstellbar, das in Zukunft weitere und eventuell widersprüchliche Ergebnisse publiziert werden könnten. Die Datenbanken und deren Inhalt entwickeln sich ständig weiter. Auch ist zu erwähnen, dass keine deutschsprachigen Studien gefunden werden konnten. Zusätzlich hat der Autor sich auf qualitative Studien beschränkt. Es wäre jedoch auch gerade interessant, nach quantitativen Arbeiten zum Thema zu suchen. Die Kombination einer qualitativen und qualitativen Methodik würde einen deutlicheren Vergleich zulassen. Auch würde die Kombination sich ergänzende Alternativen der Forschungsarbeit verdeutlichen (Albers 2007, S. 46).

Bezüglich der Studienbewertung ist es immer schwierig Indikatoren für einen Vergleich zu definieren, da diese meist multikausal beeinflusst werden. Durch ein Abhaken auf einer Checkliste kann nicht vollumfänglich die Studienqualität gemessen werden. Es gibt weitere Faktoren, beispielweiße Gütekriterien, die berücksichtigt werden sollten (Albers 2007, S. 44). Auch darf der Kontext nicht außer Acht gelassen werden. Dennoch bietet das verwendete Instrument von Brandenburg et al. einen Anhaltspunkt. Es stellt einen guten Kompromiss zu sehr umfangreichen, englischsprachigen Instrumenten dar. Die Zahl der Indikatoren sollte angemessen sein. In dem Instrument werden 26 Items verwendet, durch die die Studien leicht einzuschätzen sind. Das Instrument ist von Franco Mantovan angepasst worden. Die Autoren sind in den Sozialwissenschaften keine Unbekannten und lehrten an einer renommierten Privatuniversität. Das Instrument ist allgemein anerkannt, ebenfalls wurde es von dem Betreuer dieser Hausarbeit empfohlen und bereitgestellt. Der Vergleich anhand der Indikatoren ist noch in anderer Hinsicht kritisch zu betrachten. Die Operationalisierung der Indikatoren ist zu prüfen. Die Bewertung von bestimmten Indikatoren kann auch scheitern, wenn bestimmte Gründe in der Studie dagegen sprechen. Auch können subjektive Einflüsse die Beurteilung der Studien beeinflussen. Das in Reihenfolge stattfindende, an Brandenburg et al. orientierte Instrument, ist ein Versuch Einheitlichkeit und Objektivität zu erreichen. Einflüsse des Autors, bei der Bewertung, können jedoch nicht ausgeschlossen werden. Auch sollte das Bewertungsinstrument bezüglich der Genauigkeit und Gültigkeit weiter untersucht werden. Messprobleme sind wären der Studienbeurteilung zwar nicht aufgetreten, da alle Fragen sehr klar formuliert sind, dennoch sollte man sich immer bewusst sein, Studienqualität ist auch sehr unterschiedlich definiert (Du Prel et al. 2009, S. 101).

6 Fazit und Ausblick

Ein Studienvergleich ist sinnvoll um Wissenschaft bezüglich empirischer Nachweise und Bewertungen zu erweitern und zu verbessern (Brandenburg 2007, S. 180). Es kann abschließend festgehalten werden, dass die Rückkehr an den Arbeitsplatz, aus Sichtweise von Schlaganfallpatienten, als sehr unterschiedlich eingeschätzt wird. Überwiegend klagen Betroffene über zu wenig Unterstützung, zu wenig Information und vor allem vermissen sie klare und einheitliche Ratschläge. Betroffene sind in den Studien immer motiviert an den Arbeitsplatz zurückzukehren, wissen überwiegend jedoch nicht, wie sie ihr Ziel erreichen. Verantwortlich für das reduzierte Selbstvertrauen sind maßgeblich auch Symptome des Schlaganfalls. Es hat sich gezeigt, dass gesundheitliche Einschränkungen deutlich Einfluss auf die Pläne der Arbeitsplatzrückkehr nehmen. Betroffene beschreiben den Konzentrations- und Gedächtnisverlust als größte störende Beeinträchtigungen. Beide Studien erwähnen, kleine Maßnahmen und Veränderungen sind meist wirksam. Betroffene schildern flexible Arbeitszeiten und ein stufenweises Eingliederungsprogramm als hilfreich. Frühverrentung stellt hingegen für viele eine eher nicht so gut geeignete Option da. Die Mitteilung eventuell nicht mehr an seine Arbeit zurückkehren zu können hat emotionale Auswirkungen. Veränderungen am Arbeitsplatz oder in der Karriere stehen dennoch ein Großteil offen gegenüber und sehen es als positive Entwicklung. Gewöhnlich äußern Betroffene Bedenken bezüglich ihres Alters. Alter stellt eine entscheidende Barriere im „return-to-work" Prozess dar. Weiterhin sind die Motivation und die Bedeutung von Arbeit wichtig. Jeder wünscht sich die Unterstützung des Arbeitgebers. Da sich herausgestellt hat, dass wenig Unterstützung stattfindet und Betroffene schlecht durch den Prozess geführt werden, müssen daher Angebote geschaffen werden. Beide Studien verweisen auf Empfehlungen, wie den Einsatz von Mentoren, Leitlinien und bessere Mitwirkungsmöglichkeiten. Auch könnte die regionale Politik Anreize für Arbeitgeber bieten. Arbeitgeber sollten Angebote und Strategien entwickeln, die dem Betroffenen praktische und emotionale Unterstützung zusichern.

Ausblickend ist zu konstatieren, dass weiter geforscht werden sollte. Die Ergebnisse und Schlussfolgerungen sind stark von der Erkrankung und den Ländern abhängig, dennoch gibt es Bedarf an Verbesserungen und den Aufbau von Angeboten. Der Autor ist auch während seiner Recherchen auf keine deutschen Studien gestoßen, die sich mit der Perspektive von kranken Mitarbeitern im Zusammenhang mit der Rückkehr an den Arbeitsplatz auseinandersetzen. Der Autor schreibt seine Bachelorarbeit über das deutsche „return-to-work" Pendant, das betriebliche Eingliederungsmanagement (BEM). Durch die folgende Bachelorarbeit sollen erkrankungsunabhängig Sichtweisen von erkrankten Mitarbeitern und deren Unterstützungspotenziale aufgezeigt werden. Auch soll der Wissenstand erweitert werden.

Literaturverzeichnis

Alaszewski, Andy; Alaszewski, Helen; Potter, Jonathan; Penhale, Bridget (2007): Working after a stroke. Survivors' experiences and perceptions of barriers to and facilitators of the return to paid employment. In: *Disability and Rehabilitation* 29 (24), S. 1858–1869. DOI: 10.1080/09638280601143356.

Albers, Sönke (2007): Methodik der empirischen Forschung. Wiesbaden: Springer Fachmedien. Online verfügbar unter http://gbv.eblib.com/patron/FullRecord.aspx?p=747433.

Behrens, Johann; Langer, Gero (2010): Evidence-based nursing and caring. Methoden und Ethik der Pflegepraxis und Versorgungsforschung. 3., überarb. und erg. Aufl. Bern: Huber Hans (Verlag Hans Huber, Programmbereich Pflege).

Bieling, Gisela (2013): Age Diversity Management. In: Ruth Stock-Homburg (Hg.): Handbuch Strategisches Personalmanagement. 2., überarb. und erw. Aufl. Wiesbaden: Springer Gabler, S. 479–500.

Booz & Company (2009): Höhe des Wertschöpfungsausfalls durch Krankheit im Vergleich zum Bruttoinlandsprodukt in Deutschland im Jahr 2009 (in Milliarden Euro). Hg. v. Statistisches Bundesamt. Online verfügbar unter http://de.statista.com/statistik/daten/studie/191759/umfrage/hoehe-des-wertschoepfungsausfalls-durch-krankheit-im-vergleich-zum-bip/, zuletzt geprüft am 14.04.2016.

Brandenburg, Hermann (Hg.) (2007): Pflegewissenschaft 2. Lehr- und Arbeitsbuch zur Einführung in die Pflegeforschung. Bern: Huber (Programmbereich Pflege).

Brandenburg, Hermann; Panfil, Eva-Maria; Mayer, Herbert (2013): Pflegewissenschaft 2. Lehr- und Arbeitsbuch zur Einführung in die Methoden der Pflegeforschung. 2., vollständig überarb. Aufl. Bern: Huber. Online verfügbar unter http://elibrary.hogrefe.de/9783456951607/A.

Busch, M. A.; Schienkiewitz, A.; Nowossadeck, E.; Gößwald, A. (2013): Prävalenz des Schlaganfalls bei Erwachsenen im Alter von 40 bis 79 Jahren in Deutschland. In: *Bundesgesundheitsbl.* 56 (5-6), S. 656–660. DOI: 10.1007/s00103-012-1659-0.

Cheers, Karen (2013): From the Editor. In: *WORK: A Journal of Prevention, Assessment & Rehabilitation* 45 (1), S. 1. Online verfügbar unter http://content.iospress.com/journals/work/45/1, zuletzt geprüft am 22.04.2016.

Culler, Kathleen H.; Wang, Ying-Chih; Byers, Katherine; Trierweiler, Robert (2011): Barriers and Facilitators of Return to Work for Individuals with Strokes. Perspectives of the Stroke Survivor, Vocational Specialist, and Employer. In: *Topics in Stroke Rehabilitation* 18 (4), S. 325–340. DOI: 10.1310/tsr1804-325.

Du Prel, Jean-Baptist; Röhrig, Bernd; Blettner, Maria (2009): Kritisches Lesen wissenschaftlicher Artikel. Teil 1 der Serie zur Bewertung wissenschaftlicher Publikationen. In: *Deutsches Ärzteblatt* 106 (7), S. 100–105. Online verfügbar unter http://www.aerzteblatt.de/pdf.asp?id=63379, zuletzt geprüft am 15.04.2016.

Eisenmenger, Matthias; Pötsch, Olga; Sommer, Bettina (2006): Bevölkerung Deutschlands bis 2050. 11. koordinierte Bevölkerungsvorausberechnung. Presseexemplar. Unter Mitarbeit von Heinz Bauer. Hg. v. Statistisches Bundesamt. Wiesbaden. Online verfügbar unter https://www.destatis.de/DE/PresseService/Presse/Pressekonferenzen/2006/Bevoelkerungsentwicklung/bevoelkerungsprojektion2050.pdf?__blob=publicationFile, zuletzt aktualisiert am 01.11.2006, zuletzt geprüft am 15.04.2016.

European Commission (2015): Demography Report. Luxembourg: Publications Office of the European Union (Short analytical web note, 3/2015).

Gilworth, G.; Phil M.; Cert. Ad; Sansam K.A.J; Kent, R. M. (2009): Personal experiences of returning to workfollowing stroke: An exploratory study. In: *IOS Press* (34), S. 95–103.

Greenhalgh, Trisha (2015): Einführung in die evidenzbasierte Medizin. 3., vollständig überarbeitete Auflage. s.l.: Verlag Hans Huber. Online verfügbar unter http://elibrary.hogrefe.de/9783456954738.

Haas-Unmüßig, Pia; Schmidt, Cordula (2010): Der Diskurs zu den Gütekriterien der qualitativen Forschung. In: *Pflege* 23 (2), S. 109–118. DOI: 10.1024/1012-5302/a000023.

Kissela, B. M.; Khoury, J. C.; Alwell, K.; Moomaw, C. J.; Woo, D.; Adeoye, O. et al. (2012): Age at stroke. Temporal trends in stroke incidence in a large, biracial population. In: *Neurology* 79 (17), S. 1781–1787. DOI: 10.1212/WNL.0b013e318270401d.

Kistler, Ernst; Hilpert, Markus (2001): Auswirkungen des demographischen Wandels auf Arbeit und Arbeitslosigkeit. In: *Politik und Zeitgeschichte* 3 (4), S. 5–13. Online verfügbar unter http://www.demotrans.de/documents/APuZ_Kistler.pdf, zuletzt geprüft am 14.04.2016.

Moher, David; Liberati, Alessandro; Tetzlaff, Jennifer; Altman, Douglas G. (2009): Preferred Reporting Items for Systematic Reviews and Meta-Analyses. The PRISMA Statement. In: *PLoS Med* 6 (7), S. e1000097. DOI: 10.1371/journal.pmed.1000097.

Ruthus, Julia (2014): Employer of Choice der Generation Y. Herausforderungen und Erfolgsfaktoren zur Steigerung der Arbeitgeberattraktivität. Fernhochsch., Masterthesis-- Riedlingen. Wiesbaden: Springer Gabler (BestMasters).

Saß, Anke-Christine; Wurm, Susanne; Ziese, Thomas (2009): Alter = Krankheit? Gesundheitszustand und Gesundheitsentwicklung. Somatische und psychische Gesundheit. In: Karin Böhm, Clemens Tesch-Römer und Thomas Ziese (Hg.): Gesundheit und Krankheit im Alter. Berlin: Robert Koch-Inst (Beiträge zur Gesundheitsberichterstattung des Bundes), S. 31. Online verfügbar unter http://mobil.volksfreund.de/storage/med/pdf/2014/958285_Gesundheit_und_Krankheit_im_Alter.pdf#page=32, zuletzt geprüft am 14.02.2016.

SClmago (2007): SJR - SClmago Journal & Country Rank. Online verfügbar unter http://www.scimagojr.com/journalsearch.php?q=10519815&tip=iss&exact=no, zuletzt aktualisiert am 21.04.2016, zuletzt geprüft am 21.04.2016.

Tong, Allison; Flemming, Kate; McInnes, Elizabeth; Oliver, Sandy; Craig, Jonathan (2012): Enhancing transparency in reporting the synthesis of qualitative research. ENTREQ. In: *BMC Med Res Methodol* 12 (1). DOI: 10.1186/1471-2288-12-181.

Uken, Marlies (2014): Demografischer Wandel. Die Rentner-Republik. In: *Die Zeit*, 25.03.2014 (Online-Ausgabe). Online verfügbar unter http://www.zeit.de/wirtschaft/2014-03/erwerbsalter-rentner-verhaeltnis, zuletzt geprüft am 14.04.2016.

University of California (2003): Fact Sheet on Demographics: Adolescents. National Adolescent Health Information Center. San Francisco, CA. Online verfügbar unter http://nahic.ucsf.edu/downloads/Demographics.pdf, zuletzt geprüft am 15.04.2016.

Vestling, Monika; Ramel, Eva; Iwarsson Susanne (2013): Thoughts and experiences from returning to work after stroke. In: *WORK: A Journal of Prevention, Assessment & Rehabilitation* 45 (2), S. 201–2011.

Wilhelm, Jürgen; Lauer, Alfred (2002): Schlaganfall: wie Sie sich auf ein verändertes Leben einstellen. Alles, was Sie und Ihre Angehörigen jetzt weiterbringt ; wie Sie die neue Situation in Familie und Beruf bewältigen ; so nutzen Sie gesetzliche Regelungen, Steuervergünstigungen und Zuschüsse. Stuttgart: TRIAS.

Winter, Wolfgang (2014): Wissenschaftliche Arbeiten schreiben. 4. Aufl. München: Redline Verlag (New Business Line - Arbeitstechniken).

Ziegler, A.; Antes, G.; König, I. (2011): Bevorzugte Report Items für systematische Übersichten und Meta-Analysen. Das PRISMA-Statement. In: *Dtsch med Wochenschr* 136 (08), S. e9-e15. DOI: 10.1055/s-0031-1272978.

Anhang

Anhang 1: Suchhistorien

1.1. Suche in EBSCO (Stand 13. April 2016):

Wednesday, April 13, 2016 10:26:30 AM

#	Abfrage	Eingrenzungen/Erweiterungen	Letzte Ausführung über	Ergebnisse
S8	return to work AND stroke AND program NOT description NOT concept AND qualitative	Eingrenzungen - Volltext; Erscheinungsdatum: 20050101-20161231 Suchmodi - Boolescher Wert/Ausdruck	Oberfläche - EBSCOhost Research Databases Suchbildschirm - Erweiterte Suche Datenbank - Academic Search Premier;Business Source Premier;GreenFILE;Library, Information Science & Technology Abstracts;Regional Business News;eBook Collection (EBSCOhost)	3
S7	return to work AND stroke AND program NOT description NOT concept	Eingrenzungen - Volltext; Erscheinungsdatum: 20060101-20151231 Suchmodi - Boolescher Wert/Ausdruck	Oberfläche - EBSCOhost Research Databases Suchbildschirm - Erweiterte Suche Datenbank - Academic Search Premier;Business Source Premier;GreenFILE;Library, Information Science & Technology Abstracts;Regional Business News;eBook Collection (EBSCOhost)	13
S6	return to work AND stroke AND program NOT description NOT concept	Eingrenzungen - Erscheinungsdatum: 20060101-20151231 Suchmodi - Boolescher Wert/Ausdruck	Oberfläche - EBSCOhost Research Databases Suchbildschirm - Erweiterte Suche Datenbank - Academic Search Premier;Business Source Premier;GreenFILE;Library, Information Science & Technology Abstracts;Regional Business News;eBook Collection (EBSCOhost)	18
S5	return to work AND stroke AND program NOT description NOT concept	Suchmodi - Boolescher Wert/Ausdruck	Oberfläche - EBSCOhost Research Databases Suchbildschirm - Erweiterte Suche Datenbank - Academic Search Premier;Business Source Premier;GreenFILE;Library, Information Science & Technology Abstracts;Regional Business News;eBook Collection (EBSCOhost)	23
S4	return to work AND stroke AND program	Suchmodi - Boolescher Wert/Ausdruck	Oberfläche - EBSCOhost Research Databases Suchbildschirm - Erweiterte Suche Datenbank - Academic Search Premier;Business Source Premier;GreenFILE;Library, Information Science & Technology Abstracts;Regional Business News;eBook Collection (EBSCOhost)	30
S3	return to work AND stroke	Suchmodi - Boolescher Wert/Ausdruck	Oberfläche - EBSCOhost Research Databases Suchbildschirm - Erweiterte Suche Datenbank - Academic Search Premier;Business Source Premier;GreenFILE;Library, Information Science & Technology Abstracts;Regional Business News;eBook Collection (EBSCOhost)	126
S2	stroke	Suchmodi - Boolescher Wert/Ausdruck	Oberfläche - EBSCOhost Research Databases Suchbildschirm - Erweiterte Suche Datenbank - Academic Search Premier;Business Source Premier;GreenFILE;Library, Information Science & Technology Abstracts;Regional Business News;eBook Collection (EBSCOhost)	119,672
S1	return to work	Suchmodi - Boolescher Wert/Ausdruck	Oberfläche - EBSCOhost Research Databases Suchbildschirm - Erweiterte Suche Datenbank - Academic Search Premier;Business Source Premier;GreenFILE;Library, Information Science & Technology Abstracts;Regional Business News;eBook Collection (EBSCOhost)	13,319

1.2. Ergebnisse der gefilterten EBSCO Suche (Stand: 13. April 2016):

1. Personal experiences of returning to **work** following **stroke**: An exploratory study.
   By: Gilworth, G.; Phil, M.; Cert, Ad.; Sansam, K. A. J.; Kent, R. M. **Work**. 2009, Vol. 34 Issue 1, p95-103. 9p. 2 Diagrams, 1 Chart. DOI: 10.3233/WOR-2009-0906 [?] .
   Datenbank: Business Source Premier
   Themen: RETURN to **work** programs; CAREER changes; RETIREMENT; Vocational Rehabilitation Services; CEREBROVASCULAR disease -- Patients;
   ADJUSTMENT (Psychology)

   PDF-Volltext (259KB) [Dokument verfügbar]

2. **Return** to **work** in **stroke** patients.
   By: Treger, I.; Shames, J.; Giaquinto, S.; Ring, H. Disability & Rehabilitation. Sep2007, Vol. 29 Issue 17, p1397-1403. 7p. 1 Chart. DOI: 10.1080/09638280701314923
   [?] , Datenbank: Academic Search Premier
   Themen: CEREBROVASCULAR disease -- Patients; **RETURN** to **work programs**; MEDICAL rehabilitation; EDUCATIONAL attainment; COGNITION disorders;
   WELL-being; Vocational Rehabilitation Services

   PDF-Volltext (91KB) [Dokument verfügbar]

3. Working after a **stroke**: Survivors' experiences and perceptions of barriers to and facilitators of the **return** to
   paid employment.
   By: Alaszewski, Andy; Alaszewski, Helen; Potter, Jonathan; Penhale, Bridget. Disability & Rehabilitation. Dec2007, Vol. 29 Issue 24, p1858-1869. 12p. 1 Chart. DOI:
   10.1080/09638280601143356 [?] , Datenbank: Academic Search Premier
   Themen: REHABILITATION; **RETURN** to **work programs**; EMPLOYMENT reentry; DISABILITIES; CEREBROVASCULAR disease; QUALITATIVE research;
   Vocational Rehabilitation Services

4. Study protocol to a nationwide prospective cohort study on **return** to gainful occupation after **stroke** in
   Denmark 1996 - 2006.
   By: Hannerz, Harald; Pedersen, Betina Holbæk; Poulsen, Otto M.; Humle, Frank; Andersen, Lars L. BMC Public Health. 2010, Vol. 10, p623-627. 5p. DOI:
   10.1186/1471-2458-10-623 [?] , Datenbank: Academic Search Premier
   Themen: CEREBROVASCULAR disease -- Patients -- Rehabilitation; **RETURN** to **work programs**; VOCATIONAL rehabilitation; ABILITY, Influence of age on;
   DENMARK; Vocational Rehabilitation Services
   PDF-Volltext (183KB) [Dokument verfügbar]

5. Thoughts and experiences from returning to **work** after **stroke**.
   By: Vestling, Monika; Ramel, Eva; Iwarsson, Susanne. **Work**. 2013, Vol. 45 Issue 2, p201-211. 11p. DOI: 10.3233/WOR-121554 [?] , Datenbank: Business Source
   Premier
   Themen: WORK -- Psychological aspects; EMPLOYMENT reentry; INTERVIEWING; RESEARCH; RESEARCH -- Finance; RETIREMENT; SWEDEN; FATIGUE;
   METHODOLOGY; MOTIVATION (Psychology); **STROKE**

   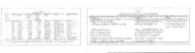

   PDF-Volltext (174KB) [Dokument verfügbar]

6. **Return** to **work** in selected disabilities.
   By: Giaquinto, Salvatore; Ring, Haim. Disability & Rehabilitation. Sep2007, Vol. 29 Issue 17, p1313-1316. 4p. DOI: 10.1080/09638280701415282 [?] , Datenbank:
   Academic Search Premier
   Themen: RETURN to **work programs**; MEDICAL rehabilitation; QUALITY of life; VOCATIONAL rehabilitation; WOUNDS & injuries; News Syndicates; Vocational
   Rehabilitation Services; EDITORIALS
   PDF-Volltext (65KB) [Dokument verfügbar]

7. PM HAS A DRINK WITH... KATE PIEROUDIS.
   People Management. May2015, p12-12. 1/3p. , Datenbank: Business Source Premier
   Themen: RETURN to **work programs**; Vocational Rehabilitation Services; **STROKE** -- Patients; PIEROUDIS, Kate -- Interviews
   PDF-Volltext (725KB) [Dokument verfügbar]

8. A model to guide the rehabilitation of high-functioning employees after mild brain injury.
   By: Dodson, Matthew B. Work. 2010, Vol. 36 Issue 4, p449-457. 9p. 2 Diagrams, 5 Charts. DOI: 10.3233/WOR20101044 [?] . Datenbank: Business Source Premier
   Themen: RETURN to **work** programs; EMPLOYMENT reentry; **WORK** environment; Vocational Rehabilitation Services; BRAIN injury patients -- Rehabilitation; EXECUTIVE function (Neuropsychology)

   Alle anzeigen 7 anzeigen

   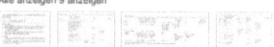

   PDF-Volltext (180KB) 🔁 Dokument verfügbar!

9. How many people **return** to **work** after acquired brain injury?: A systematic review.
   By: van Velzen, J. M.; van Bennekom, C. A. M.; Edelaar, M. J. A.; Sluiter, J. K.; Frings-Dresen, M. H. W. Brain Injury. Jun2009, Vol. 23 Issue 6, p473-488. 16p. 1 Diagram, 4 Charts. DOI: 10.1080/02699050902970737 [?] . Datenbank: Academic Search Premier
   Themen: BRAIN -- Wounds & injuries; CEREBROVASCULAR disease; MEDICAL rehabilitation; **RETURN** to **work programs**; COGNITIVE ability; Vocational Rehabilitation Services

   Alle anzeigen 9 anzeigen

   PDF-Volltext (123KB) 🔁 Dokument verfügbar!

10. Developing **stroke**-specific vocational rehabilitation: a soft systems analysis of current service provision.
    By: Sinclair, Emma; Radford, Kathryn; Grant, Mary; Terry, Jane. Disability & Rehabilitation. Mar2014, Vol. 36 Issue 5, p409-417. 9p. DOI: 10.3109/09638288.2013.793410 [?] . Datenbank: Academic Search Premier
    Themen: MEDICAL care -- Evaluation; FOCUS groups; INTERVIEWING; RESEARCH -- Methodology; OBSERVATION (Scientific method); RESEARCH -- Finance; SYSTEM analysis; VOCATIONAL rehabilitation; THEMATIC analysis; HUMAN services **programs**; DATA analysis -- Software; **STROKE** -- Patients -- Rehabilitation; ENGLAND; Vocational Rehabilitation Services

    Alle anzeigen 5 anzeigen

    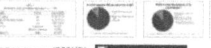

    PDF-Volltext (551KB) 🔁 Dokument verfügbar!

11. Determining **work** outcomes in mild to moderate **stroke** survivors.
    By: O'Brien, Allyson N.; Wolf, Timothy J. Work. 2010, Vol. 36 Issue 4, p441-447. 7p. 1 Chart, 3 Graphs. DOI: 10.3233/WOR20101047 [?] . Datenbank: Business Source Premier
    Themen: OCCUPATIONAL retraining; VOCATIONAL rehabilitation; Vocational Rehabilitation Services; CEREBROVASCULAR disease -- Patients -- Rehabilitation; EXECUTIVE function (Neuropsychology); OCCUPATIONAL therapy

    Alle anzeigen 4 anzeigen

    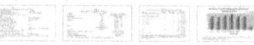

    PDF-Volltext (203KB) 🔁 Dokument verfügbar!

12. Development and pilot-testing of a **work** readiness assessment battery.
    By: Wolf, Timothy J.; O'Neill, Kelly. Work. 2010, Vol. 36 Issue 4, p423-430. 8p. 1 Diagram, 3 Charts, 1 Graph. DOI: 10.3233/WOR20101046 [?] . Datenbank: Business Source Premier
    Themen: EMPLOYMENT reentry; LABOR productivity; PERFORMANCE standards; CEREBROVASCULAR disease -- Patients -- Rehabilitation; PREPAREDNESS; MENTAL depression

    Alle anzeigen 5 anzeigen

    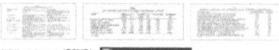

    PDF-Volltext (142KB) 🔁 Dokument verfügbar!

13. Initial development of a **work**-related assessment of dysexecutive syndrome: The Complex Task Performance Assessment.
    By: Wolf, Timothy J.; Morrison, Tracy; Matheson, Leonard. Work. 2008, Vol. 31 Issue 2, p221-228. 8p. 3 Charts. . Datenbank: Business Source Premier
    Themen: TASK performance; **WORK**; EVALUATION; SYNDROMES; NEUROPSYCHOLOGY; CEREBROVASCULAR disease

    PDF-Volltext (53KB) 🔁 Dokument verfügbar!

1.3. Suche in PubMed (Stand 14. April 2016):

History

Download history Clear history

Search	Add to builder	Query	Items found	Time
#9	Add	Search (((((((((return to work) AND stroke)) AND program)) NOT description) NOT concept)) AND "last 10 years"[PDat]) Filters: Full text; published in the last 10 years	11	10:44:17
#8	Add	Search (((((((((return to work) AND stroke)) AND program)) NOT description) NOT concept)) AND "last 10 years"[PDat]) Filters: published in the last 10 years	13	10:44:10
#7	Add	Search (((((((return to work) AND stroke)) AND program)) NOT description) NOT concept) Filters: published in the last 10 years	13	10:43:41
#6	Add	Search (((((((return to work) AND stroke)) AND program)) NOT description) NOT concept)	19	10:43:32
#5	Add	Search ((((((return to work) AND stroke)) AND program)) NOT description) NOT concept	19	10:42:56
#4	Add	Search (((return to work) AND stroke)) AND program	20	10:42:20
#3	Add	Search (return to work) AND stroke	328	10:40:12
#2	Add	Search stroke	246975	10:39:48
#1	Add	Search return to work	11771	10:39:30

1.4. Ergebnisse der gefilterten PubMed Suche (Stand: 14. April 2016)

Filters activated: Full text, published in the last 10 years. Clear all to show 19 items.

1. ☐ Factors predictive of **return to work** after **stroke** in patients with mild-moderate disability in India.
Bonner B, Pillai R, Sarma PS, Lipska KJ, Pandian J, Sylaja PN.
Eur J Neurol. 2016 Mar;23(3):548-53. doi: 10.1111/ene.12887 ⑦. Epub 2015 Oct 30.
PMID: 26518615

2. ☐ The Health Innovations Scholars **Program**: A Model for Accelerating Preclinical Medical Students' Mastery of Skills for Leading Improvement of Clinical Systems.
Sweigart JR, Tad-Y D, Pierce R, Wagner E, Glasheen JJ.
Am J Med Qual. 2015 Apr 8. pii: 1062860615580592. [Epub ahead of print]
PMID: 25855673

3. ☐ New rehabilitation models for neurologic inpatients in Brazil.
Jorge LL, de Brito AM, Marchi FH, Hara AC, Battistella LR, Riberto M.
Disabil Rehabil. 2015;37(3):268-73. doi: 10.3109/09638288.2014.914585 ⑦. Epub 2014 Apr 29.
PMID: 24773116   Free PMC Article

4. ☐ Socioeconomic disparities in **work** performance following mild **stroke**.
Brey JK, Wolf TJ.
Disabil Rehabil. 2015;37(2):106-12. doi: 10.3109/09638288.2014.909535 ⑦. Epub 2014 Apr 18.
PMID: 24745916   Free PMC Article

5. ☐ The effect of vocational rehabilitation on **return-to-work** rates post **stroke**: a systematic review.
Baldwin C, Brusco NK.
Top **Stroke** Rehabil. 2011 Sep-Oct;18(5):562-72. doi: 10.1310/tsr1805-562 ⑦. Review.
PMID: 22082705

6. ☐ Barriers and facilitators of **return to work** for individuals with strokes: perspectives of the **stroke** survivor, vocational specialist, and employer.
Culler KH, Wang YC, Byers K, Trierweiler R.
Top **Stroke** Rehabil. 2011 Jul-Aug;18(4):325-40. doi: 10.1310/tsr1804-325 ⑦.
PMID: 21914597

☐ A model to guide the rehabilitation of high-functioning employees after mild brain injury.
7. Dodson MB.
   Work. 2010;36(4):449-57. doi: 10.3233/WOR-2010-1044 ⟨?⟩. Review.
   PMID: 20714101

☐ Determining **work** outcomes in mild to moderate **stroke** survivors.
8. O'Brien AN, Wolf TJ.
   Work. 2010;36(4):441-7. doi: 10.3233/WOR-2010-1047 ⟨?⟩.
   PMID: 20714100

☐ Development and pilot-testing of a **work** readiness assessment battery.
9. O'Neill K, Wolf TJ.
   Work. 2010;36(4):423-30. doi: 10.3233/WOR-2010-1046 ⟨?⟩.
   PMID: 20714098

☐ Initial development of a **work**-related assessment of dysexecutive syndrome: the Complex Task
10. Performance Assessment.
    Wolf TJ, Morrison T, Matheson L.
    Work. 2008;31(2):221-8.
    PMID: 18957739

☐ The Papworth Early Rehabilitation Programme: vocational outcomes.
11. DeSouza M, Sycamore M, Little S, Kirker SG.
    Disabil Rehabil. 2007 Apr 30;29(8):671-7.
    PMID: 17453989

Anhang 2: Schlagwortsuche und Treffer

Recherchedatenbanken (Stand: 09. April 2016):

Bezeichnung	Schlagwort	Titeltreffer	Bewertung
PubMed/MEDLINE:	return to work	11694	
DIMDI		83	Verknüpfungen möglich, jedoch stark begrenzt
SOFIS		5	⊗ Problem kein Zugang zu meisten Studien
EBSCO		13252	Favorit, da Zugang zu Dokumenten gute Benutzerfreundlichkeit, und eine Vielzahl an weiteren Eingrenzungmöglichkeiten vorhanden
EMBASE		0	Bei Zugriff gescheitert ⊗
SCOPUS		2838	gezielte Keywordsuche möglich
SCIENCEDIRECT		1202543	Ähnlich, wie EBSCO

Weitere Suchorte/ spezifische Datenbanken :
- BGW: hier Leitfaden betriebliches Eingliederungsmanagement, aber keine Studien
- ASU: Symposium return-to-work; Vereinbarkeit von Krankheit und Beruf
- DGUV: Abschlussbericht: Return on Prävention; Fachzeitschrift vorhanden
- DGFP: nur Fachbeiträge und Referate unter dem Suchbegriff
- **REHADAT**: Fallstudie zum Betrieblichen Eingliederungsmanagement vorhanden, jedoch nicht in Verbindung mit einer spezifischen Erkrankung, gute übersichtliche Datenbank, in deutscher Sprache

Schlagwörter/ mögliche Keywords aus den Schlagwortnormdateien aus den Datenbanken:

return-to-work, back to work program, return to work program, works return, work disability, disability management, HRM best practice; health management; reinstatement, betriebliches Eingliederungsmanagement (BEM), Förderungsmaßnahme; berufliche Reintegration; stroke patients; TIA; Apoplexie

Anhang 3: Entwicklung einer Suchstrategie - Ideensammlung

Return-to-Work
aus der Sichtweise von Schlaganfallpatienten –
Ideensammlung für den Studienvergleich

Ziel: Stand der Forschung zur Wirkung/Effektivität von return-to-work-Ansätzen finden; Faktoren für die Entwicklung eines erfolgreichen Eingliederung erkennen und für Bachelorarbeit durch den Vergleich zweier Studien nutzbar machen. -> Durch den Studienvergleich sollen Erkenntnisse generiert werden, die dabei helfen, return-to-work Programme personenzentrierter auszurichten. Durch die Darlegung von Erfahrungen von Betroffenen, sollen Themenfelder identifiziert werden, worauf bei der Entwicklung solcher Programme geachtet werden muss.

Fragestellung: Wie kann Arbeitsunfähigkeit im Betrieb erfolgreich begegnet werden. Wie wirkt sich ein Schlaganfall auf die Sichtwese von Betroffenen aus? Wie wird die Rückkehr in die Erwerbstätigkeit wahrgenommen?

Problemstellung: Arbeitsunfähige Mitarbeiter müssen aus diversen Gründen (Volkswirtschaftliche Kosten, Fürsorge des Arbeitgebers) wieder integriert werden. Weiterhin gibt es Arbeitsverdichtung und steigende Belastung für Arbeitnehmer. Auch spielt der demografische Wandel eine Rolle.

Mögliche Suchbegriffe:

1) Thema:

Suchbegriff	Synonyme	Übersetzungen
Wiedereingliederung am Arbeitsplatz	return-to-work; RTW; Integration am Arbeitsplatz Arbeitsplatzerhaltung; Berufliche Rehabilitation; Eingliederung; Wiedereinsetzung/ Rückkehr/ Wiederherstellung; Disabilitymanagment; Eingliederungsmanagement	Return-to-work; RTW; re-work, job re entry workplace integration; job retention/ staying at work; job rehabilitation/ multidisciplinary rehabilitation; reintegration; recovery/ regeneration/ restor*/ remediation/ restitution*; Disability Management; Vocational Treatment;

1.1) Einschlusskriterien:

Suchbegriff	Synonyme	Übersetzungen
Programme	Betriebl. Gesundheitsmanagement Gesundheitsförderung Prävention, Maßnahmen/ Handlung/ Behandlung/ Interventionen	workplace health management; health promotion; assistance program; prevention/ precaution; strategies, coordination programmes; action/ measure/ arrangement/treatment/ methods*/ intervention
Arbeitnehmer	Mitarbeite*; Erwerbstätig*; Angestellte*; Berufstätig*; Arbeit*; Erwerbsleben; Beschäftigte; Beschäftigung; beruf*/Fachkräfte; leitende Angestellte; Arbeitskollegen; Beamte	Occupation; employee; work*; gainful activity; employment; labor; vocation*; profession*; staff; executive; collaborator; co-worker; hand; colleague; working life; calling; capacity; participants
Schlaganfall	Apoplex; Gehirninfarkt; Gehirnschlag; transitorische ischämische attacke; TIA; Insult	stroke

1.2) Ausschlusskriterien:

Suchbegriff	Synonyme	Übersetzung
Rentner	Pensionäre, Senior; Rente*; Ruhegehaltsempfänger	pensioners; senior citizen; retired worker; old-age pension
Langzeitarbeitslosigkeit		Long-term unemployment
Selbstständige	freiberuflich	self-employed; independent
Dauerhafte Berufsunfähigkeit		Permanent occupational disability

2) Methodisch:

Einschluss		
Suchbegriff	Synonyme	Übersetzung
Best-Practice	beste Praktiken	HRM-best-practice
Personalmanagement	Personalarbeit; HR; HRM	Human resource management;
Evaluation	Forschung; Projekt	Evaluation; project, science
Qualitative		Qualitative; Interviews as topic
Explorationsstudie		Exploratory study
Interventionsstudien		intervention
Fallstudie		Case studies
Effektivität	Wirksamkeit; Outcome	Treatment outcome, effectivity

Ausschluss		
Suchbegriff	Synonyme	Übersetzung
Prädiktor	Prognose	predictors
Konzept	Beschreibung	Concept; Description of a programme
Quantitative Studies		Quantitative Arbeiten
Studienalter – Studien nicht älter als 10 Jahre		

Anhang 4: Instrument der Studienbewertung –
Allgemeine Kriterien zur Beurteilung von Studien
(Brandenburg et al., 2007, angepasst von Franco Mantovan)

Fragestellung	Antwort
Was ist die Forschungsfrage? Ist die klar formuliert?	
Sind Ein und Ausschlusskriterien genannt worden?	
Wie wurden die Teilnehmer rekrutiert?	
Wie ist die Größe der Stichprobe bestimmt worden?	
Ist die Stichprobe ausreichend beschrieben worden?	
War die Stichprobe ausreichend groß, um zu aussagekräftigen Ergebnissen zu kommen?	
Ist die zur Beantwortung der Forschungsfrage geeignete Stichprobe (Art und Größe) gewählt worden?	
Welche Methoden zur Datenerhebung wurden eingesetzt?	
Welche Variablen/Phänomene wurden erhoben und wie wurden diese erhoben?	
Sind die Methoden zur Datenerhebung adäquat gewählt worden? Hätte es bessere Möglichkeiten zur Datenerhebung gegeben?	
Sind die Methoden angemessen beschrieben?	
Sind die verwendeten Messinstrumente von ausreichender Qualität?	
Welche Aspekte der Forschungsethik wurden diskutiert?	
Wurden die grundlegenden Aspekte der Forschungsethik beachtet?	
Welche qualitativen und quantitativen Verfahren wurden zur Datenanalyse eingesetzt?	
Sind die passenden Analysemethoden eingesetzt worden?	
Welche Informationen werden zur untersuchten Stichprobe gegeben?	
Was sind die Ergebnisse der Studie?	
Sind die wichtigsten Ergebnisse adäquat und nachvollziehbar beschrieben worden?	
Für welche Personen kann eine gültige Aussage gemacht werden?	
Wurden die Ergebnisse auf Basis der Fragestellung interpretiert?	
Wie sind die gefundenen Ergebnisse auf den Hintergrund des bisherigen Standes der Wissenschaft diskutiert worden?	
Welche Einschränkungen der Studie sind genannt und diskutiert worden?	
Bezieht sich die Diskussion auf die Forschungsfrage und die Ergebnisse?	
Sind alternative Ergebnisinterpretationen denkbar?	
Welche Schlussfolgerungen und Empfehlungen für Forschung und Praxis haben die Autoren genannt?	
Können Sie die Schlussfolgerungen nachvollziehen?	
Können Sie die Empfehlungen nachvollziehen?	
In welche pflegerischen Situationen und auf welche Gruppen übertragen Sie die Ergebnisse (Pflegepraxis,- pädagogik, - management)?	

Anhang 5: Studien von Gilworth et al. und Vestling et al.

Im Folgenden sind, als Nachweis, die für den Vergleich verwendeten Studien angehängt.

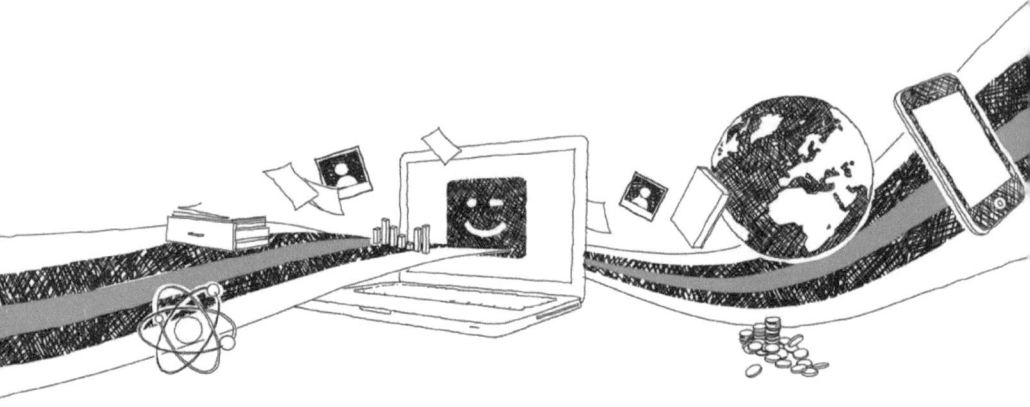
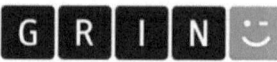